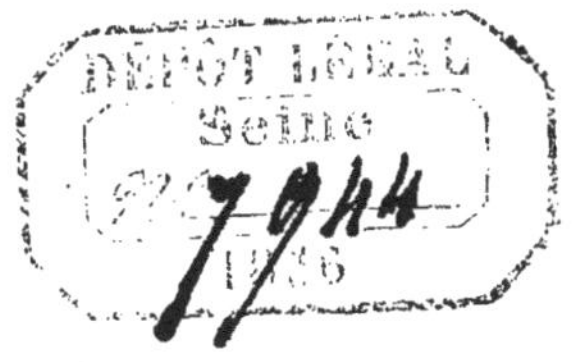

MA FOI

DANS

LA MÉTHODE HOMOEOPATHIQUE

PARIS. — IMP. SIMON RAÇON ET COMP., 1, RUE D'ERFURTH.

MA FOI

DANS

LA MÉTHODE HOMŒOPATHIQUE

FONDÉE

SUR DES OBSERVATIONS CLINIQUES

PAR

LE DOCTEUR PRIÉ

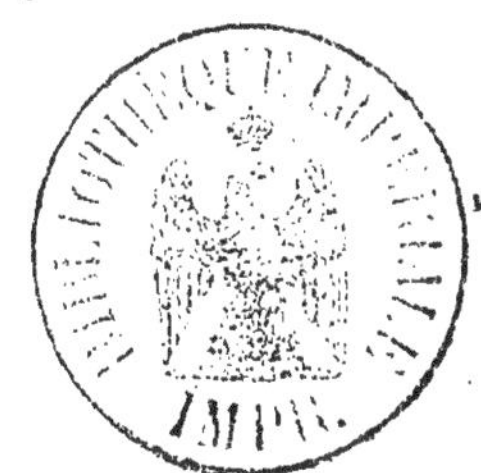

MÉDECIN AUX RICEYS (AUBE).

PARIS

CHEZ J.-B. BAILLIÈRE

LIBRAIRE DE L'ACADÉMIE IMPÉRIALE DE MÉDECINE

RUE HAUTEFEUILLE, 19

A LONDRES, CHEZ H. BAILLIÈRE, 219, REGENT-STREET

A NEW-YORK, CHEZ H. BAILLIÈRE, 290, BROADWAY

A MADRID, CHEZ BAILLY-BAILLIÈRE, 11, CALLE DEL PRINCIPE

1856

MA FOI

DANS

LA MÉTHODE HOMOEOPATHIQUE

FONDÉE SUR DES OBSERVATIONS CLINIQUES (1)

Vers le milieu de 1848, M. Ferdinand de T..., nerveux et maladif, fut pris d'accidents choréiformes extrêmement graves; je parvins à les calmer une première fois avec des antispasmodiques, éther, asa, opium, vermifuges et purgatifs. Quinze jours après, nouveaux accidents qui ne cédèrent plus à ces mêmes moyens. M. C..., médecin de Bar-sur-Seine, n'obtint pas plus de résultats que moi. Le mal devenant plus grave, on s'adressa successivement à MM. Hervez de Chégoin; Chomel, Guéneau de Mussy : même insuccès.

La mère désolée, en désespoir de cause, pensa à l'homœopathie; elle écrivit à M. Pétroz. Ce médecin lui répondit, et, chose qui, à cette époque, me parut extraordinaire ou plutôt, disons le mot, du charlatanisme, et que, maintenant plus instruit, je m'explique parfaitement bien, M. Pétroz lui annonçait dans sa lettre des symptômes que l'enfant n'avait pas encore éprouvés, mais qu'il eut pendant le trajet, aller et retour, des deux lettres. Il conseilla *jusquiame*, une dose dans un

(1) J'ai recueilli ces observations avec le seul désir de connaître la vérité sans enthousiasme ni parti pris, disposé à en accepter les conséquences, quel qu'en fût le résultat. Elles ont contribué, malgré mes préventions et mes habitudes, à me convertir à l'homœopathie; je l'aurais rejetée, au contraire, si je n'en avais pas reconnu l'utilité.

verre d'eau, une cuillerée soir et matin; nouvelle dose huit jours après; une troisième fut encore donnée quelque temps après. Ce qui m'a beaucoup étonné, c'est que, aussitôt la première cuillerée prise, les accidents ont presque entièrement disparu. Je ne vis là qu'une simple coïncidence; je ne pouvais croire qu'une quantité insignifiante de médicaments eût pu produire ce que des médicaments que je croyais plus puissants, mais qui, en réalité, étaient seulement plus violents, n'avaient pu faire.

Quelques mois plus tard, de nouveaux accidents étant survenus, le même médicament guérit presque aussi facilement. Pendant le cours de l'année suivante, l'enfant, son frère et sa sœur, eurent la grippe et la rougeole à six mois de distance. Le frère et la sœur guérirent facilement de ces deux maladies; mais Ferdinand ne pouvait se remettre, il éprouvait toujours des symptômes qui, sans être très-graves, étaient tenaces et paraissaient tenir à sa maladie nerveuse; je conseillai moi-même comme expérience de revenir aux globules de *jusquiame*. A partir de ce moment il entra en convalescence et fut complétement guéri : cela se réitéra deux fois.

Je fus frappé de cette expérience et je voulus m'en rendre compte, connaître cette méthode pour laquelle, je l'avoue, je n'avais eu que du dédain avant de la voir à l'œuvre, et qui avait eu un résultat si étonnant pour moi à quatre reprises différentes, ce qui, malgré toute ma bonne volonté, m'empêchait de croire tout à fait au hasard.

Telle est la cause première des études que j'ai entreprises pour me rendre compte de cette médication et surtout pour me rendre utile dans ces maladies nerveuses, si rebelles aux moyens ordinaires, et où elle venait de se montrer si puissante.

Cette étude fut un monde nouveau pour moi. Je croyais bien connaître l'homœopathie; j'avais entendu et fait bien des quolibets sur la petitesse des doses, sur la prétention de guérir par les semblables, que je confondais avec les mêmes (isopathie), sur les charlatans qui ne donnaient que de l'eau pure, qui faisaient dériver toutes les maladies de la gale, etc., etc. Alors je connaissais bien peu les lois de réaction dans l'économie; je fus confondu du travail immense que Hahnemann fut obligé de faire pour mettre quelque ordre dans cette immensité de recherches et d'expériences nécessaires à sa doctrine. Mais il me restait le pas le plus difficile à faire pour moi, passer de cette étude à l'état d'expérience ou de pratique, voir si toutes ces recherches n'étaient pas des *nugæ*, un travail inutile. Déjà plusieurs fois, dans des maladies peu graves et qui auraient probablement guéri sans traitement actif, j'avais employé des médicaments homœopathiques; mais ces expériences n'étaient pas concluantes, car, à cause du peu de confiance que j'avais dans les remèdes homœopathiques, je n'avais voulu expérimenter l'homœopathie que dans ces sortes de maladies. Ce traitement me semblait en avoir abrégé le cours; mais, je le répète, pour un esprit sévère, c'était peu concluant.

Bientôt survint une circonstance où je pus employer cette médication dans une maladie très-rebelle, quoique ne mettant pas la vie en danger.

Première observation. — *Asthme et bronchite chroniques.* — M. L..., des Riceys, était affecté depuis plusieurs années d'accès d'asthme, qui augmentaient considérablement lorsqu'il était obligé d'aller à Troyes ou à Paris; souvent cet asthme se compliquait de bronchites. Une de ces bronchites a même duré un mois, faisant craindre le développement d'une pneumonie. Les symptômes principaux étaient oppression, respiration sibilante, chaleur à la poitrine, haleine très-courte, surtout en montant ou marchant vite, principalement contre le vent; souvent il ne pouvait tenir au lit, la parole et surtout les adjudications, où il était obligé de parler haut et beaucoup, le gênaient extrêmement et rappelaient les accès. Dans l'intervalle d'un accès à l'autre, il vint me voir au moment où, malade des suites du choléra, j'étudiais la *Matière médicale* homœopathique. Naturellement on en parla; dans le cours de la conversation, je lui dis: « Voulez-vous en essayer pour votre oppression? — Je le veux bien, si cela ne peut me faire du mal. — Cherchons ensemble le médicament qui vous convient. »

Après des recherches qui nous prirent une demi-heure, je

trouvai comme médicament indiqué *calcarea carbonica*. « Ah ! pour le coup vous n'aurez pas l'huître, mais seulement l'écaille, car c'est l'écaille seule qui vous convient. Mais je commence par vous dire que je n'ai pas grande confiance dans ce médicament. Cependant l'écaille d'huître ne peut vous faire de mal. Voyez ce que vous voulez faire. — Puisque cela ne peut me faire du mal, essayons. » Je donnai dans un demi-verre d'eau une goutte d'une teinture mère que j'avais préparée, dose prise en une seule fois; une deuxième dose semblable cinq à six semaines après. Pendant le mois suivant, à notre grand étonnement et surtout à notre grand contentement, il ne survint point d'accès, la respiration fut moins gênée, l'appétit meilleur. Dans le courant de la cinquième semaine, il survint un accès. Une goutte semblable le fit cesser immédiatement sans lui laisser prendre de développement. De mois en mois une goutte semblable fut donnée. La santé de M. L... se raffermit, il prit de l'embonpoint, put boire impunément du vin, du café, des liqueurs; il mangea de tout, ce qu'il ne faisait plus depuis longtemps. Il fit même un voyage à Troyes sans en être gêné, et, lors de l'Exposition, il vint à Paris sans souffrir; il eut seulement alors un accès qui céda en moins de trois heures à une goutte 2ᵉ. Depuis lors M. L... se porte parfaitement, il n'éprouve plus aucune gêne de la respiration.

Cataracte. — Cette expérience m'encouragea à tenter cette méthode dans des cas qui étaient incurables par la méthode ordinaire; il se présenta une cataracte. M. Royer, âgé de soixante-dix-sept ans, ancien horloger, obligé de se servir pour son état de verres très-grossissants; vue autrefois très-bonne, tempérament lymphatico-nerveux, plutôt maigre que gras; a été amputé de la cuisse en 1802 pour une nécrose survenue dans sa jeunesse; est sujet à des accidents fébriles, après la moindre transpiration supprimée.

Il y a un an il est tombé sur la tête. Il y a des douleurs en urinant et l'urine sort goutte à goutte. Il est sujet à des furoncles qui existent encore en assez grand nombre. Il avait cessé, au mois de septembre 1854, de pouvoir tenir ses écritures, la vue avait toujours baissé jusqu'au 15 mai, jour où il s'est décidé à employer l'homœopathie comme essai.

A cette époque l'œil gauche est complétement cataracté; il distingue à peine le jour de la nuit; la capsule et le cristallin sont opaques; j'avais pu suivre le développement de cette opacité. Elle avait commencé par le cristallin, puis la capsule s'était obscurcie. La pupille est habituellement très-contractée.

L'œil droit distingue à peine les grosses lettres du *Constitutionnel*; l'opacité, comme pour le premier œil, a commencé par des nuages blanchâtres dans le cristallin, nuages qui ont augmenté tous les jours; la capsule est encore saine.

Je débute par lui donner *sulf.* 1/30e, un globule sec, 18, aucun résultat; puis, à cause des furoncles concomitants, *phosphorus* 1/30e. Le 25 mai, rien encore; *magn. carb.* 1/30e; 26; le malade croit remarquer une légère amélioration qui devient manifeste les jours suivants, les furoncles chroniques se modifient et s'améliorent.

1er juin. *Magnesia*, que je répète; le 7, 1/30e; le 23, 1/30e; le 30, 1/30e, sec; amélioration progressive et continue.

Le 10 et le 23 juillet, je donne encore *magnesia* 1/30e. Le 28 juillet, le malade *voit très-bien* les objets très-rapprochés, mais il cesse de voir distinctement les objets éloignés; il était myope; cet état se prolonge en s'aggravant jusqu'au 30 juillet. je donne 1/30e *phosphorus*; sous l'influence de ce médicament l'état myopique cesse, mais la vue est obscurcie; le malade ne voit que comme à travers un nuage, il se désole d'avoir perdu une partie de la vision qu'il avait recouvrée le 3 août. *Magnesia carb.* 1/30e 4 août. Le nuage se dissipe. La myopie a cessé. La vue s'améliore pendant le reste du mois. 1er septembre. Le malade reprend ses écritures, il voit beaucoup mieux qu'au mois de septembre précédent, quand il avait été obligé de cesser la tenue de ses livres.

État des yeux à cette époque :

L'œil gauche n'a participé en rien à l'amélioration; il est absolument comme avant le traitement, la capsule est aussi opaque.

A l'œil droit les nuages du cristallin ont presque entièrement disparu, la pupille a toujours une tendance à être contractée.

M. Royer a été pris, dans le mois d'octobre, d'une dyssenterie épidémique extrêmement violente; après des alternatives de mieux et de pis, il a fini par succomber, épuisé, le 30 novembre 1855, ayant conservé jusqu'à la fin la faculté de voir qu'il avait recouvrée.

J'ai eu aussi le bonheur d'enrayer une cataracte *commençante* chez ma mère par *magnes. carb.* 1/30e, pris à huit et quinze jours d'intervalle.

Deuxième observation. — *Diabète sucré.* — M. B..., curé d'Avirey-Lingey, éprouvait depuis deux à trois ans une augmentation notable de l'évacuation des urines. Il était obligé de se lever cinq à six fois par nuit pour uriner, tourmenté par une soif ardente après avoir parlé, marché ou mangé des aliments féculents. S'il buvait du vin pur, la soif était moindre. Il urinait proportionnellement plus la nuit, surtout après minuit. Il évaluait à six litres environ la quantité d'urines rendues; les digestions se faisaient assez mal, la moindre fatigue lui devenait insupportable.

Tempérament nervoso-bilieux, un peu hypocondriaque, irrascible, teint brun, cheveux et yeux noirs, peu d'embonpoint.

Au commencement d'avril, on avait fait l'analyse des urines et constaté la présence du glucose. 13 avril. *Nux vomica*, teinture, une goutte dans un demi-verre d'eau, à prendre en une fois. Le 20, le mieux est sensible; il ne se relève plus pour uriner qu'une seule fois pendant la nuit. La quantité d'urine est réduite à moins de deux litres dans les vingt-quatre heures, la soif a presque cessé : *Nux vomica*, une goutte semblable à la première dose.

1er mai. L'amélioration se soutient; presque plus de soif, salive plus abondante, plus de force, moins d'irascibilité; au découragement a succédé l'espérance. *Nux vomica* 1/30e à sec, qu'il continue après avoir alterné une fois avec *natrum*, de mois en mois. Le 15 juin, une nouvelle analyse de l'urine ne donna pas trace du glucose.

M. B... se porte parfaitement, et ne se ressent plus du diabète. Dans cette circonstance, je donnai *nux vom.*, non à cause du diabète, mais parce que l'ensemble des symptômes l'indiquait.

Troisième observation. — *Diabète sucré.* — Je dois joindre à cette observation celle d'un homme d'Artonnay, dans la misère et réduit à un haut degré de marasme par un diabète datant de sept à huit ans. Il rendait quelquefois dix-huit à vingt litres d'urine dans les vingt-quatre heures, mais le plus ordinairement huit, dix ou douze litres. Après le résultat obtenu par l'observation précédente, je donnai *nux vom.* 5/18e dans cent quatre-vingts grammes d'eau, à prendre par cuillerées de quatre heures en quatre heures. Deux jours après, j'eus occasion de revoir ce malade ; il n'avait rendu que trois à quatre litres d'urine dans les vingt-quatre heures ; je désirais continuer cette observation ; mais, quoique les soins fussent gratuits, comme c'était un malheureux à la charge de ses enfants, ceux-ci se sont refusés à toute espèce de traitement pour leur père, et l'*amélioration dura quinze à vingt jours*, après quoi je n'en eus plus de nouvelles ; probablement le mal reprit sa marche. J'ai été très-fâché que cette dernière expérience n'ait pas pu avoir de suite, elle était intéressante par l'ancienneté et la gravité de la maladie ; cependant, quoique la mort ait certainement été le résultat final, l'amélioration qui suivit l'administration d'une seule dose de *nux* prouve l'influence que ce médicament peut avoir dans le diabète.

Quatrième observation. — *Albuminurie ; congestion cérébrale.* — M. X..., âgé de quarante-sept ans, tempérament sanguin, nerveux, fils d'un père qui est mort phthisique. A l'âge de sept ans, fièvre cérébrale qui a duré vingt jours et a été suivie d'une très-longue convalescence et de nombreux furoncles.

Dans sa jeunesse avait des coliques très-violentes.

Il y a treize à quatorze ans, il a eu une diminution de la vision, amaurose incomplète ; les objets n'étaient plus distingués, tellement qu'il ne pouvait reconnaître un de ses proches passant près de lui. Cet état dura vingt jours environ dans toute son intensité, puis diminua peu à peu pendant six mois; il est toujours resté de la faiblesse dans la vue. A cette époque, il prit de grands bains avec de l'eau froide sur la tête, il s'en est très-mal trouvé.

Il y a sept ans, il eut une congestion cérébrale violente pendant trois jours, avec transports, rêves fantastiques, qu'il croyait réels. On a employé des émissions sanguines et sinapismes, puis un grand bain chaud lui fut administré; en sortant de ce bain, il n'avait plus conscience de ce qui lui était arrivé; la mémoire lui faisait défaut, il comprenait sans se souvenir : la convalescence dura au moins un an; il avait des sueurs froides très-fétides aux extrémités inférieures, il ne voulait pas qu'on le sût malade; pendant six mois, accès de tremblement, point d'amaurose, mais des points de couleur qui étaient les mêmes dans le même instant, mais variaient de coloration dans des temps différents. Ces points, qu'il ne pouvait s'empêcher de regarder fixement, tournoyaient et finissaient par lui faire mal à la tête. Pendant toute une année, quand il était fatigué, les pieds se gonflaient; dans les mêmes circonstances, la face aussi devenait bouffie, surtout autour des yeux; il avait aussi, de temps en temps, par le nez, un flux liquide, jaune clair et âcre, le contact du liquide faisait venir des boutons au nez et sur la lèvre supérieure. Ce flux était précédé de douleurs de tête, qui étaient soulagées aussitôt qu'il avait eu lieu.

Il y a deux ans, il a eu une douleur sciatique, qui a duré trois mois. Il avait fait usage de frictions, faites avec des liniments et des onguents doués d'une odeur très-forte et fétide, qui ont fait naître une éruption semblable à une urticaire et cela sans autre résultat qu'un accroissement de souffrances. Appelé au troisième mois, je trouvai le malade extrêmement souffrant dans toute la jambe gauche; je calmai la douleur; tout rentra dans l'ordre; moins d'un mois après, il reprenait ses occupations. Il est resté des douleurs de crampes qui revenaient de temps en temps dans la jambe gauche; *cuprum* 3/30e, donné dans six cuillerées d'eau en trois jours, il y a trois mois, a fait cesser les crampes de la cuisse, mais elles ont persisté dans le mollet, tellement adoucies, que M. X... a cessé de s'en occuper.

Le 20 mai 1856, M. X... présente l'état suivant ; il est malade de la nuit dernière :

Tête douloureuse, douleur assoupissante, pressive et pulsative, forts battements des carotides, disposition au sommeil, yeux rouges et ternes, vue troublée, face rouge et un peu gonflée, surtout au-dessous des yeux, douleur à la gorge en buvant des liquides ; il a eu une selle normale ; la respiration accélérée, pouls à cent huit, plein et fort ; faiblesse générale, courbature, douleur dans les articulations, urines assez rares, brunes, avec dépôt brunâtre ; traitées par la chaleur, elles laissent déposer une grande quantité d'albumine ; aucune sensation ni dans les reins ni dans les voies urinaires. *Acon.* 1/9ᵉ sec *illico ;* demi-heure après, une cuillerée d'une potion avec *bellad.* 3/9ᵉ dans huit cuillerées d'eau ; une deuxième une heure après, la troisième deux heures après, le reste de deux heures en deux heures jusqu'à la fin.

21 mai au matin, amélioration dans tout l'ensemble : moins de douleur et de rougeur à la tête, pouls à quatre-vingt-cinq, même état des urines ; *bellad.* 3/18ᵉ dans huit cuillerées d'eau, une de quatre heures en quatre heures.

Le 22, l'amélioration continue ; presque pas d'état congestif, les yeux ne sont presque plus rouges, gorge à peine sensible ; les caractères de l'urine sont les mêmes, peut-être encore plus marqués que les jours précédents ; très-foncée, elle dépose toujours beaucoup d'albumine ; le reste de la potion (trois cuillerées) est pris à cinq heures, une heure et neuf heures du soir ; il y a toujours de la bouffissure, surtout autour des yeux.

23 mai, amélioration dans tout l'ensemble, moins les urines ; la chaleur et l'acide nitrique font précipiter une quantité énorme d'albumine, ou plutôt en y versant de l'acide nitrique on en fait une sorte de magma épais et grisâtre. Le malade est irascible, opiniâtre dans ses volontés, impatient ; il est ordinairement et actuellement constipé. Je prescris *bryon.* 3/9ᵉ dans huit cuillerées d'eau à prendre une de quatre heures en quatre heures.

24, l'appétit commence à reparaître, l'amélioration continue, la fièvre a cessé, moins de trouble dans la vue, urines moins brunes, mais donnant un dépôt abondant d'albumine.

25, la couleur brune de l'urine a complétement disparu ; le précipité est assez abondant ; le malade mange avec appétit, se lève toute la journée ; *bryon.* 3/18e.

26, couleur normale des urines, le précipité diminue, le malade reprend ses occupations.

27 et 28, l'acide nitrique ne fait plus paraître qu'un nuage blanchâtre qui rend l'urine comme laiteuse et qui dépose lentement ; *bryon.* 2/18e.

1er juin, même nuage ; M. X... ne s'en occupe plus ; il a repris ses occupations depuis le 26.

2 juillet, les urines ne précipitent plus ni par la chaleur ni par l'acide nitrique, le malade est bien guéri. Le 25 juillet, les urines examinées ont encore présenté un léger nuage d'albumine.

Cette observation est remarquable. La même affection, chez le même sujet, une première fois est traitée par l'allopathie ; le malade, quoique pris au début, est trois jours en grand danger et reste un an maladif, avant de bien reprendre ses occupations.

Le seconde fois cette congestion est traitée par la méthode homœopathique, sans saignées ni purgatifs ; le traitement a tellement abrégé la maladie, que le malade a repris ses occupations le septième jour ; et, après dix jours, si l'albumine n'a pas cessé entièrement, elle reste en bien minime quantité.

CINQUIÈME OBSERVATION. — *Asthme violent.* — M. H. B... pâtissier, âgé de trente ans, a eu dans son enfance une santé assez bonne. Mis en apprentissge à Troyes, les glandes cervicales se gonflèrent et sont restées indurées ; il fut pris de dégoût, et de constipation suivie de diarrhée, qui dura un mois, et de faiblesse générale : survinrent alors des maux de tête, du coryza, une dartre, puis des accès d'asthme après que la dartre eut disparu.

Le 15 mars 1856, il présentait l'état suivant :

Toux sèche, fatigante ; oppression surtout après avoir remué de la farine ou la nuit au lit ; il est obligé de s'asseoir sur son lit ou de se lever; il y a des râles; la poitrine semble serrée comme dans un étau; il a besoin d'air; points douloureux au-dessous des côtes; amygdales et glandes cervicales indurées; bouche amère, langue jaune, haleine fétide, constipation habituelle, hémorroïdes rarement fluentes; *ars.* 3/30e dans huit cuillerées d'eau, trois cuillerées par jour.

Le 16, après la troisième cuillerée, aggravation; quatre heures après, l'aggravation se calme et emporte avec elle une grande partie de l'oppression ordinaire (on supprime *ars.*).

17, *calc.* 3/30e, un globule à sec, trois matins de suite.

25 mars, l'oppression a cessé.

Le 20 avril, *calc.* 3/30e de la même manière.

1er juillet, l'oppression n'est pas revenue, les glandes cervicales et les amygdales ont beaucoup diminué.

Sixième observation. — *Névralgie faciale.* — Madame C..., d'Artonnay, a, depuis dix ans, des douleurs névralgiques faciales atroces; elle a tout employé, et rien n'a pu la soulager. Elle éprouvait des douleurs lancinantes dans la tempe gauche, qui s'étendaient aux paupières, aux pommettes et sur le front. La lumière et le grand air lui devenaient insupportables. La maladie revenait tous les ans et durait quatre ou cinq mois. Les accès revenaient à toute heure de la journée, et ne cédaient jamais qu'après cinq à six heures et plus de durée; *bellad.* 3/18 par cuillerée, une d'abord, la deuxième deux heures après la première, puis de quatre heures en quatre heures; l'accès a encore duré trois heures pour ne plus reparaître; je laissai encore quelques granules pour être pris huit à dix jours après. J'ai revu la malade trois mois plus tard, mais elle ne souffrait plus.

Septième observation. — *Névralgie sous-orbitaire datant de trois ans, à la suite de refroidissement.* — M. S..., âgé de quarante et un ans.

La douleur siége au-dessous et autour de l'orbite, elle s'étend jusqu'à la pommette et à la tempe; à peu près continuelle; pendant le travail, il y a une espèce de tremblement, la pression n'augmente pas la douleur, il lui semble qu'il y a un bouton dans l'angle de l'œil, quoiqu'il n'y en existe pas.

Il avait employé pendant trois ans une múltitude de moyens qui lui avaient été indiqués par son médecin, le tout inutilement; *bellad.* teint., une goutte dans un demi-verre d'eau en une fois; la douleur fut dissipée comme par enchantement pendant six semaines. Après ce temps elle revint; *bellad.* 1/18, que je répétai huit jours après, eut peu de résultats; mais *bellad.* teint., une goutte donnée un mois après, fit cesser la douleur pour toujours.

HUITIÈME OBSERVATION. — *Migraine ancienne.* — Madame S..., âgée de quarante-cinq ans, rhumatisante.

Depuis l'âge de onze ans est sujette à des douleurs de migraine, qui augmentent par des émotions morales, des chagrins. Les crises reviennent tous les quatre à cinq jours, durant trois jours et même davantage; de sorte qu'elle est presque toujours souffrante. Elles sont bien plus fortes aux époques avant et après les règles, ou bien seulement avant ou après, rarement pendant les règles; la douleur est plus vive du côté gauche que du côté droit.

Les douleurs siégent au vertex, dans la tempe et le fond de l'orbite; elles sont brûlantes, lancinantes et comme une plaie vive, sur une surface de la largeur d'une pièce de cinq francs; elles reviennent le plus souvent pendant la nuit en s'éveillant. La pression forte les calme; le moindre froissement, du cuir chevelu surtout, les augmente considérablement; en tout temps la tête est sensible. Il y a des vomissements, des nausées, la langue devient blanchâtre. Si alors elle prend du lait, qu'elle aime beaucoup en tout temps, elle a une colique légère suivie d'un flux de bile. Tel est l'état de la malade le 26 mai 1856.

Spigelie 3/18e, dans trois cuillerées d'eau, à prendre en quatre heures; l'accès durait depuis trois jours, il était violent; après la première cuillerée, la douleur s'est calmée, pour cesser sept à huit heures après. Le 4 juin, l'accès recommence, et, deux heures après, *bellad.* 3/9e, dans quatre cuillerées d'eau, de deux heures en deux heures; il a été calmé en cinq à six heures.

28 juin. L'accès commence à deux heures du soir; on attend mon retour jusqu'à onze heures. *Bell.* 3/18ᵉ, quatre cuillerées d'eau; la première fut prise aussitôt, une deuxième une heure après; sommeil, calme. Le 29 juin elle ne sentait plus rien, quoiqu'elle s'attendît à souffrir beaucoup, d'après les signes qu'elle avait remarqués.

Cette observation d'une migraine excessivement intense et habituelle depuis plus de trente ans, calmée par *spigelie* et *bell.*, prouve une fois de plus la puissance d'un médicament bien indiqué, quelle que soit la petitesse de la dose. Cette malade avait épuisé toutes les ressources médicales; elle avait usé inutilement de tous les moyens possibles, tandis que *spig.* 3/18ᵉ, *bell.* 3/9ᵉ et 3/18ᵉ éteignent facilement toutes douleurs.

Neuvième observation. — *Rhumatisme articulaire subaigu.* — Madame Gillet, âgée de trente-quatre ans, vigneronne, a eu une fièvre typhoïde très-grave.

Le 1er septembre 1855, je suis appelé à lui donner des soins. Elle avait des douleurs, depuis deux mois, dans toutes les articulations, principalement à celles des doigts, avec gonflement; elle avait épuisé toutes les ressources de la médecine ordinaire.

Le 1er septembre, quand je la vis, je trouvai les articulations des doigts des mains extrêmement gonflées et douloureuses; celles des orteils et des pieds très-sensibles, assez pour empêcher la marche; quoique moins malade, le genou gauche est gonflé et douloureux.

Lycopod. t. m., une goutte dans neuf cuillerées d'eau, une le soir, le matin et à midi.

2 septembre. Amélioration; douleurs déjà moindres.

9 septembre. Encore un peu de gonflement dans les articulations des doigts, mais douleurs nulles; elle marche bien; le genou, encore un peu gonflé, ne fait plus souffrir.

Lycop. 3/18ᵉ, neuf cuillerées d'eau, une le soir, le matin et à midi; la malade a repris ses occupations, elle se considère comme guérie.

Le 10 juin 1856. Depuis quinze jours, retour de douleurs dans les articulations des doigts et du poignet. Elle ne peut remuer ses doigts ni ses mains; les articulations en sont douloureuses à la pression et au mouvement. Elle a sur les doigts, les mains et les jambes, des boutons durs et très-douloureux; bourdonnement d'oreilles, surtout pendant la nuit, avec insomnie; goût putride, mauvais, amer, pâteux; ulcérations du bord alvéolaire des gencives; crachats muqueux et sanguinolents; quelquefois mal à la gorge avec picotements qui la forcent à tousser, sans pouvoir se retenir; alors elle crache du sang; en toute autre circonstance elle tousse peu. Respiration faible; elle éprouve quelquefois une faiblesse qui empêche la respiration; palpitations fréquentes; elle est obligée de se relever souvent; alors des bains de pied la soulagent; l'appétit est diminué, la digestion lente. *Lycop.* 5/30e, neuf cuillerées d'eau, trois par jour. 17 juin, amélioration dans tout l'ensemble. *Calcar.* 5/30e, neuf cuillerées, trois par jour. Huit jours après, madame Gillet allait travailler aux vignes.

DIXIÈME OBSERVATION. — *Rhumatisme goutteux des doigts.* — Madame G... a eu des accès de rhumatisme et de goutte; elle a de l'embonpoint, est active, aime le froid et en abuse pour mettre ses mains dans l'eau froide. Depuis plusieurs années, gonflement douloureux des articulations des doigts. *Calc.* 5/30e dans dix cuillerées d'eau, trois par jour; huit jours après guérison; quinze jours après, une deuxième dose qui consolide la guérison.

ONZIÈME OBSERVATION. — *Rhumatisme aigu.* — Madame G... est malade depuis sept semaines d'un rhumatisme aigu traité inutilement jusque-là.

Le 25 août 1855, je la trouve dans l'état suivant :

Douleurs excessivement violentes dans toutes les grandes articulations des membres, plus marquées du côté droit et surtout dans le genou; colonne vertébrale très-sensible; douleur dans le cou, comme si on le coupait, surtout en tournant le cou; toutes les douleurs sont lancinantes, et, pendant les rémissions, il y a une sensibilité comme si les parties avaient été meurtries à coups de bâton.

Point d'appétit; rien du reste dans le tube digestif ni dans la poitrine; l'état général est celui d'une personne épuisée par le mal. Tous les jours, de minuit jusqu'au jour, elle a un redoublement de douleur accompagnée de fièvre. Amaigrissement, pâleur de la peau. *Bryon. alba* teint., une goutte à prendre en trois fois dans de l'eau pendant la journée.

24 août. Douleur supportable; le redoublement de la nuit a manqué.

25 août. *Bryon.* 3/18e dans un verre d'eau; deux cuillerées par jour.

1er septembre. État stationnaire, douleurs légères, faiblesse très-grande, quoique l'appétit soit revenu. *Chin.* 3/18e à prendre en trois jours dans six cuillerées d'eau.

6 septembre. Les forces reviennent; les douleurs ont entièrement cessé, excepté une douleur très-légère au genou droit. *Caustic.* 3/30e dans six cuillerées d'eau; deux cuillerées par jour.

15 septembre. Guérison. *Caustic.* 1/30e à sec.

La guérison s'est bien maintenue.

Douzième observation. — *Névralgie crurale.* — M. G... est pris, le 15 juin 1856, d'une douleur à la cuisse, s'étendant de l'aine à toute la partie antérieure de la cuisse et de la jambe gauches. Il avait suivi un traitement assez désagréable conseillé par un pharmacien, sans en obtenir le moindre bien; cette même douleur existait, mais légère, dans la jambe droite depuis la fin de mars.

Appelé le 30 juin, je constatai l'état suivant :

Douleur extrêmement vive sur tout le devant de la cuisse, s'étendant jusqu'au cou-de-pied; elle diminue par la pression dans la longueur du membre, mais elle est excitée au contraire par la pression sur le nerf crural à son passage sous l'anneau; les crises reviennent par accès irréguliers et durent cinq à six heures; après la fatigue, les douleurs sont lancinantes; appétit un peu diminué, langue blanche, agitation et insomnie nocturnes. *Coff.* 3/18e dans huit cuillerées d'eau, de quatre heures en quatre heures.

1er juillet. Un seul accès, qui a duré une heure seulement; continuer le reste de la potion.

2 juillet. Deux très-légers accès d'un quart d'heure chaque. *Coff.* 1/18e dans six cuillerées d'eau; une soir et matin.

6 juillet. Guéri.

Le 26 juillet, nouvel accès; après trois heures, *coff.* 3/18e dans six cuillerées d'eau; il cesse après la première cuillerée.

Treizième observation. — *Sciatique.* — Le 3 juillet 1856, M. X..., tambour, d'Avirey, souffrant habituellement d'un rhumatisme goutteux, avec dépôt de concrétions dans les articulations, qui sont déformées, me fit appeler pour une sciatique datant de huit jours, avec douleurs excessives surtout la nuit, et, pendant le jour, dans l'après-midi. Les accès durent cinq à six heures, s'étendent depuis la pointe de la fesse jusqu'au jarret et au mollet; elles sont déchirantes et lancinantes, soulagées par la pression. *Coff.* 3/18e dans dix cuillerées d'eau; une de quatre heures en quatre heures.

7 juillet. Soulagement considérable. *Coff.* 3/18e.

12 juillet. Guérison complète.

Quatorzième observation. — *Douleur névralgique dans le flanc gauche.* — B..., conducteur de bœufs, depuis plusieurs années a des accès de gastralgie qui ne lui permettent pas de prendre toute sorte de nourriture.

Depuis six mois, il a presque toutes les nuits, et souvent dans la journée, des accès de douleur dans le flanc gauche. La douleur est déchirante, vive et lancinante; elle le force à se ployer en deux; il porte sa tête sur ses cuisses; dans cette position il lui semble être un peu soulagé; la douleur est continuelle, avec redoublements irréguliers, et ne lui permet pas de gagner sa vie. La face est pâle, amaigrie, l'appétit nul; à peine a-t-il pris quelque chose, que la crise redouble. Amaigrissement; le ventre semble rentré; gardes-robes rares et difficiles.

Le 15 février 1856, *conium macul.* 3/18e en trois cuillerées, prises en trois fois dans la journée.

Le lendemain, 16, mieux; il n'a plus eu ces violents accès. La douleur habituelle existe, mais moindre.

Je laisse agir le médicament.

18 février. Douleur un peu moindre que le 16; les accès ne sont pas revenus. *Conium* 1/18e est répété trois fois de huit jours en huit jours; mais, avant le dix-huitième jour, B... a repris ses occupations, avec ménagement, il est vrai; et aujourd'hui, 6 juillet, la douleur névralgique du flanc n'est pas encore revenue.

Quinzième observation. — *Ovarite.* — Madame S... est prise, le 26 septembre 1855, de douleurs vives dans le flanc droit; appelé le 27, je constate les symptômes suivants :

Douleur très-vive, lancinante, dans la fosse iliaque droite, augmentant beaucoup à la pression et au mouvement; elle s'étend dans le flanc droit, jusque sous le foie. Pendant la nuit, fièvre, chaleur à la peau, douleur de tête, anorexie, langue peu chargée et pâle, gardes-robes difficiles; les règles ont été supprimées quelques jours auparavant par le froid. *Conium macul.* 3/6e dans six cuillerées d'eau; une de quatre heures en quatre heures.

29 septembre. Amélioration très-grande, la fièvre a cédé, l'appétit semble revenir; la potion est prise.

1er octobre. Guérison complète.

Seizième observation. — *Sciatique.* — M. B. R..., vigneron, âgé de vingt-sept ans, aux Riceys. Traité inutilement depuis trois ans par les sangsues, purgations, liniments, etc., il s'adresse à moi le 6 juillet 1856.

La douleur part de la pointe de la fesse gauche, s'étend derrière la cuisse jusqu'au genou; elle est lancinante, plus forte en marchant; alors le malade est obligé de s'arrêter et de s'asseoir. La fatigue l'aggrave; alors elle s'irradie jusqu'aux reins; elle est plus vive pendant le jour, la cuisse est brûlante pour le malade et au toucher. Toutes les autres fonctions se font bien. *Coff. c.* 3/18e dans un verre d'eau; aujourd'hui, une cuillerée de quatre heures en quatre heures; trois cuillerées soir, matin et midi, les deux jours suivants.

9 juillet. Le malade, bien soulagé, reprend ses travaux.

Le 10, renouvellement des douleurs aussi fortes que le premier jour; *rhus* 3/18e, six cuillerées d'eau, de quatre heures en quatre heures.

13 juillet. Amélioration; *coffea* dans six cuillerées d'eau, deux par jour.

22 juillet. Guérison.

DIX-SEPTIÈME OBSERVATION. — *Pemphigus.* — Madame M..., âgée de quarante-cinq ans, a eu plusieurs fois une maladie qu'elle appelait érésipèle. Cette affection siégeait sur les mains, les avant-bras et la figure. Elle donnait une fièvre violente, qui durait de deux à trois mois, et laissait madame M... toujours plus affaiblie. Cette maladie revenait tous les six à sept mois. La première fois que je fus appelé, c'était en 1847, je trouvai madame M... souffrant horriblement; quoique très-courageuse, à peine pouvait-elle retenir ses cris. La figure, d'un rouge sombre et gonflée, était le siége d'un prurit et de douleurs insupportables; de place en place s'élevaient de grosses bulles remplies de sérosité limpide, et dans l'intervalle des bulles plus petites qui se réunissaient entre elles ou avec les grosses. Les deux mains étaient dans un état semblable, surtout entre les doigts, qui étaient rendus immobiles par le gonflement et la douleur. La peau, d'un rouge foncé, devenait livide au voisinage des bulles. A cette époque je ne connaissais pas l'homœopathie; mais j'avais employé ce que, depuis M. Trousseau, on est convenu d'appeler des substitutifs; j'employai donc un substitutif. J'eus la main heureuse; je pus calmer et guérir ce pemphigus en quinze jours, et ce moyen eut toujours depuis le même résultat. J'ai dit : j'ai eu la main heureuse dans le choix de mon substitutif, car, à mon insu, il était lui-même homœopathique aux phénomènes qui caractérisent le pemphigus (1).

Au mois de novembre 1855, madame M... eut de nouveau un pemphigus : *rhus* 3/18e, neuf cuillerées d'eau, trois par jour. Le troisième jour, le mal était guéri. Au mois d'avril, elle fut reprise de nouveau, seulement à la face. Appelé aussitôt, les bulles n'étaient pas formées, la peau était rouge, presque lisse ; je crus devoir administrer *bell.*, puis *sepia*, puis *sulph.* J'avais mal apprécié ; je fus obligé de recourir au substitutif, qui, comme d'habitude, guérit en quinze jours. Huit jours après, le 6 mai, le pemphigus reparut de nouveau à la face et sur les mains ; peau rouge, rugueuse, petites vessies de sérosité, douleur et prurit excessif, portant le malade à s'écorcher.

Rhus 3/18e, six cuillerées d'eau en trois jours ; le deuxième jour elle était guérie. Quinze jours après, madame M... fut obligée d'aller à Paris ; pendant son voyage, elle fut encore menacée. *Rhus*, pris de la même manière, conjura le mal aussi bien et en aussi peu de temps.

Le pemphigus, d'après M. Cazenave (*Moniteur des Hôpitaux*), est une maladie qui finit par épuiser et conduire à la mort après quelques années.

Cette observation est doublement intéressante, d'abord à cause de la gravité de la maladie conjurée par un médicament bien homœopathique, quelque minime qu'il soit ; mais elle l'est surtout par la faute que j'avais commise une fois dans l'appréciation du mal ; car, s'il a cédé comme par miracle au médicament bien approprié, il n'a pas été influencé du tout par trois médicaments qui ne convenaient pas. Il est impossible d'attribuer la guérison aux seuls efforts de la nature, puisque, abandonné à lui-même, il durait deux et trois mois, et qu'il guérit en trois jours après un médicament approprié, et non après un autre.

Ces observations m'ont conduit à penser que tout médecin raisonnable et aimant sa profession doit chercher à se rendre compte des guérisons obtenues par l'homœopathie, et non les

(1) *Alcool* et *ammoniaque*, parties égales, usage externe.

nier. Faire des récriminations, des quolibets, c'est être mû par un sentiment d'égoïsme contraire au but de notre mission, et qui, en définitive, aboutit au discrédit de la médecine et à l'abaissement moral des médecins. Nous avons bien autre chose à faire qu'à nous disputer, nous avons à guérir, science la plus difficile et la plus utile de celles qui existent.

Pour cela il nous faut bien connaître :

1° Le terrain sur lequel nous devons travailler, l'économie vivante en santé et en maladie ;

2° Les instruments dont nous nous servons, les médicaments ;

3° Le rapport exact entre l'économie malade et l'instrument de guérison, et pour cela l'étudier sur l'homme sain, jusque dans les plus petits détails, puis infirmer ou confirmer cette étude par l'observation sur l'homme malade.

C'est là seulement que se trouve la vraie route de la médecine. L'exposition pure et simple d'observations bien faites fera bien plus avancer la science médicale que toutes les disputes et querelles d'école. Semons des guérisons, semons-en partout et toujours, et nous verrons la considération médicale s'accroître, le médecin reconquérir dans le monde sa véritable place, cette place que lui ont fait perdre des disputes et des divisions, qui ont pour origine l'égoïsme des individus et la divergence de théories fausses, basées sur des vues de l'imagination ou sur des faits mal observés.

Dr Prié (des Riceys).

www.ingramcontent.com/pod-product-compliance
Ingram Content Group UK Ltd.
Pitfield, Milton Keynes, MK11 3LW, UK
UKHW021156230726
13926UKWH00001B/120